Copyright 2016

Texte, Fotos und Gestaltung: Sandra Henkel

E-Mail: kontakt@gesund-lecker-fit.de

www.gesund-lecker-fit.de

ISBN-13: 978-1536994599 (CreateSpace-Assigned)
ISBN-10: 1536994596

Sandra Henkel
C/ Aridane 11,3b
35110 Vecindario / Las Palmas

Inhaltsverzeichnis

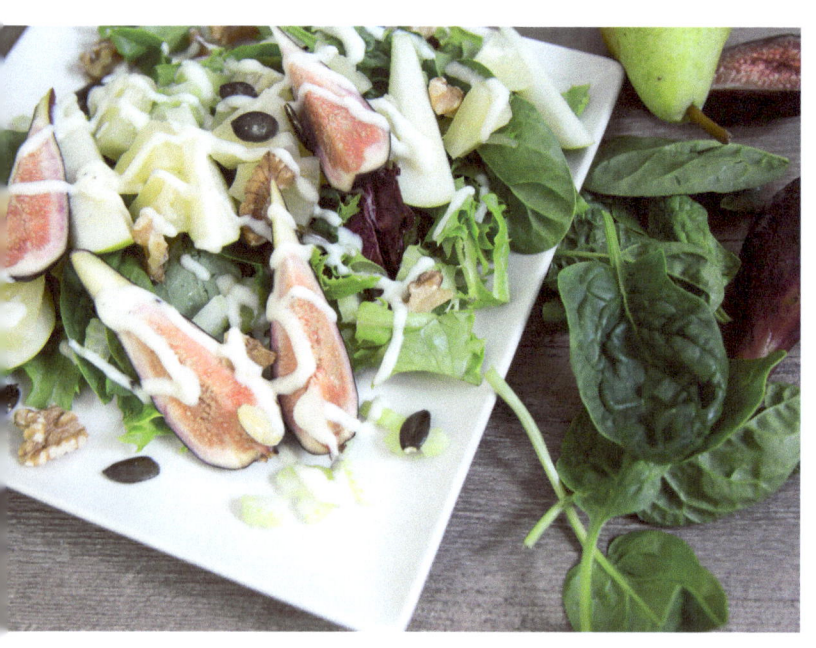

Vorwort

Eine gesunde Ernährung bedeutet Vielseitigkeit und sich aus allen Bereichen der Lebensmittel zu bedienen, um eine optimale Nährstoffversorgung zu gewährleisten. Ein zuviel oder auch ein zuwenig ist beides gleichermaßen nicht erstrebenswert. Die bunte Mischung macht´s.

Wer sich bewusst ernährt und lebt wird schnell feststellen, welche Lebensmittel ihm gut tun und welche nicht.

Nach einem harten und langen Arbeitstag ist es einfach lecker sich schnell eine Lasagne, eine Pizza oder ein überbackenes Baguette zu machen und es dann zu genießen. Und natürlich geht es auch schneller, als erst noch den Salat zu schnippeln. Das darf man auch gut mal ohne schlechtes Gewissen machen, solange es nicht die Regel ist, und ansonsten auch gesunde Sachen auf den Tisch kommen.

Ich befasse mich seit Jahren mit einer gesunden und bewussten Ernährung. Besonders nachdem bei mir eine Fruktosemalabsorbation und später eine Histaminintoleranz festgestellt wurde, wollte ich mehr über meinen Körper und wie ich ihm etwas Gutes tun kann, lernen.

Mittlerweile geht es mir wieder sehr gut, sodass die Fruktose keine Probleme mehr macht und ich habe so viel Energie wie nie zuvor. Mein Wissen und meine Erfahrungen möchte ich gerne an dich weitergeben.

In diesem Buch findest du leckere Gerichte, welche einfach zuzubereiten und zudem noch gesund sind. Die veganen Powerbällchen oder die Eiermuffins lassen sich gut vorbereiten und auch noch einen Tag später genießen.

Zu einer bewussten Ernährung gehört für mich, dass man keine Kalorien zählt, daher findest du hier keine Angaben dazu. Wenn du nur so viel isst, bis du satt bist aber nicht überfüllt und auf gesunde Nahrungsmittel setzt, wirst du lernen zu spüren, wann dein Körper was braucht.

Die Rezepte sind, wenn nicht anders angegeben, für 2 Portionen.

Ich wünsche dir viel Spaß beim Ausprobieren und vielleicht bekommst du ein wenig Inspiration für eigene Gerichte.

Herzliche Grüße und guten Appetit!

Sandra

Eiermuffins

Du brauchst:

eine Handvoll gefrorene Erbsen
etwa 4 Karotten
4 große Eier (L-XL) oder 6 kleine
etwas Gouda/ Mozzarella
Bacon und Zwiebeln

Zubereitung:

Für die Zubereitung brauchst du eine Muffin Backform oder Ähnliches.

Die Zwiebel und die Karotten in kleine Stücke schneiden. Den Käse ebenfalls in kleinere Stücke reißen oder schneiden. Diesen kannst du direkt mit zu den anderen Zutaten geben oder ihn anschließend oben auf den Muffin streuen.

In einer Schüssel nun alle Zutaten außer dem Ei miteinander vermengen.

Die Muffin Formen etwas einfetten und etwa mit 3/4 der Masse befüllen. Die Eier in eine Schüssel geben und mit Salz und Pfeffer würzen. Nur leicht umrühren, so dass das Eigelb noch vollständig ist. Nun kannst Du mit einem Löffel jeweils ein Eigelb (mit etwas Eiweiß) in eine Form geben.

Anschließend die anderen Zutaten aus der anderen Schüssel auf die Formen geben.Wenn du den Käse oben drauf möchtest, kannst du diesen jetzt draufstreuen.

Im vorgeheizten Backofen bei etwa 175° Grad für ca. 20 Minuten backen.

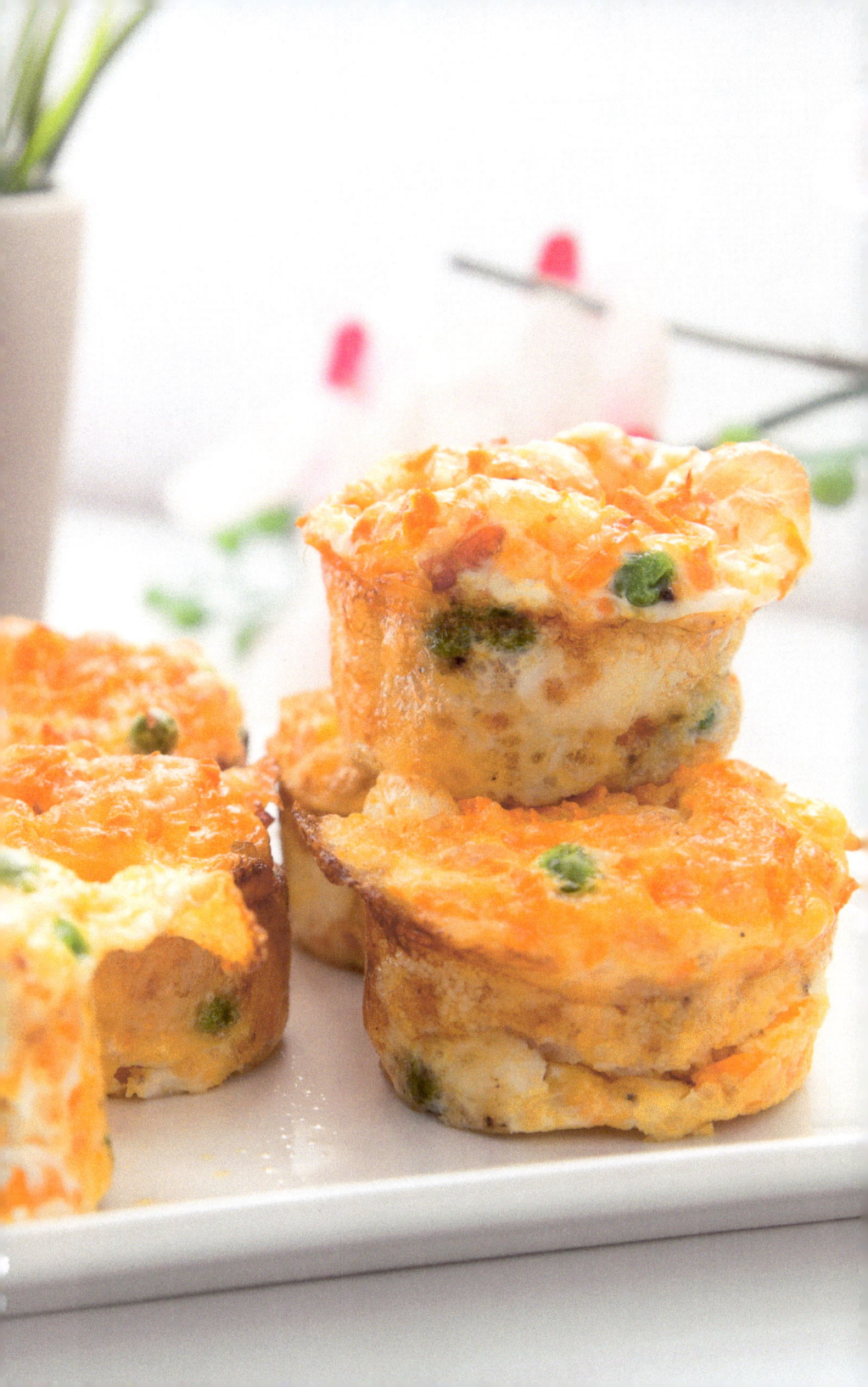

Kokoswaffeln

Du brauchst:

eine große reife Banane
2 große Eier
eine Handvoll gemahlene Mandeln
eine halbe Handvoll Kokosraspeln
etwas Vanillepulver

Zubereitung:

Die Banane mit einer Gabel in einer Schüssel zerdrücken und anschließend die weiteren Zutaten dazugeben und gut verrühren.

Das Waffeleisen mit etwas Kokosöl leicht einfetten, Teig hinzugeben und backen, bis sie goldbraun sind.

Das Rezept reicht für etwa 3 Waffeln.

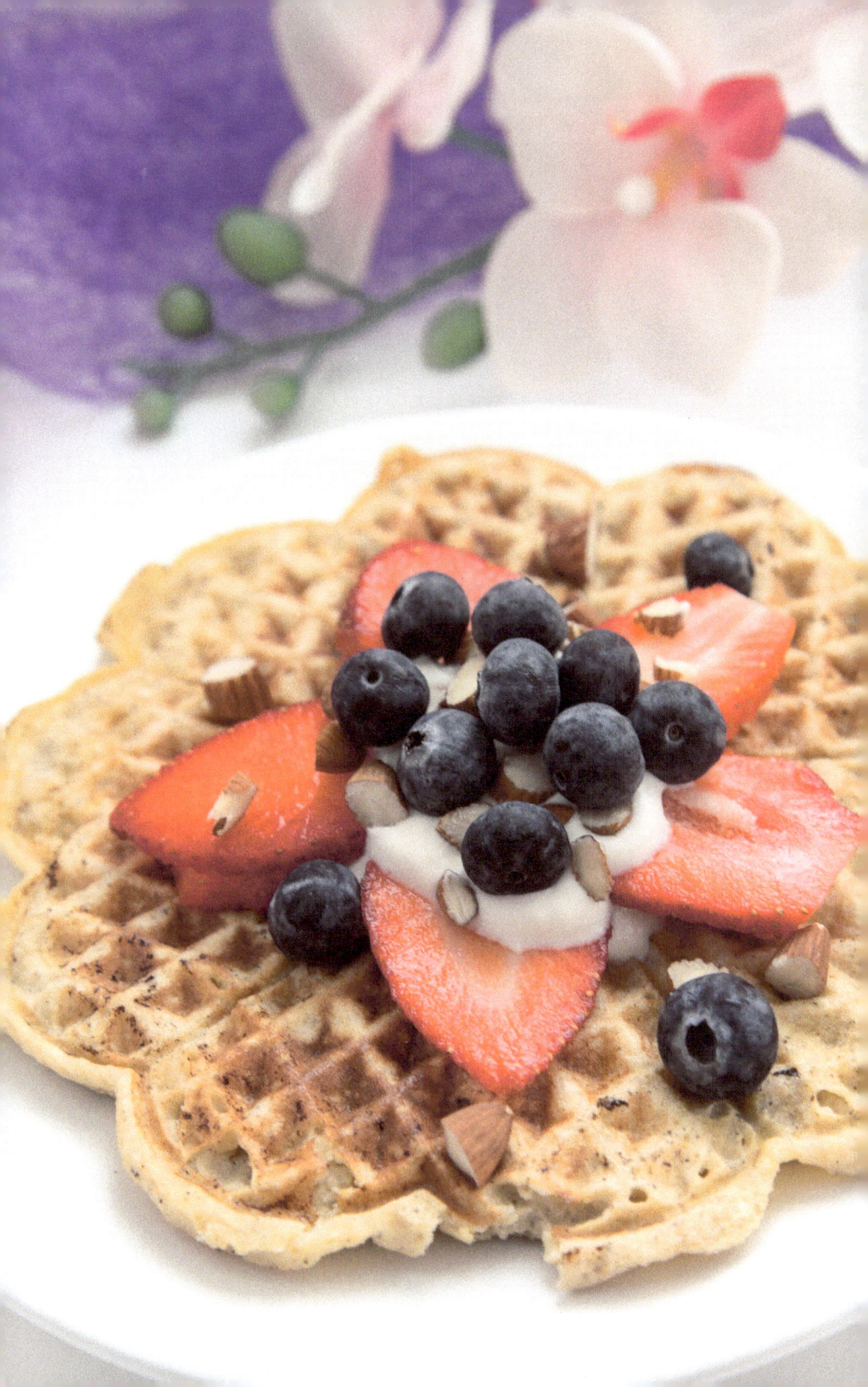

Nusscreme

Du brauchst:

90 g Haselnüsse
¼ TL Salz
60-70 g Kakaopulver
100 g Kokosöl
60 g Ahornsirup oder Honig
zusätzlich Wasser oder Milch

Zubereitung:

Diese selbstgemachte Nusscreme ist ähnlich wie die im Handel erhältlichen Nuss-Nougat-Cremes. Nur viel gesünder.

Die Haselnüsse von der Haut befreien und in einer heißen Pfanne kurz anrösten. Anschließend die Haselnüsse in einem leistungsstarken Mixer klein mahlen, bis eine Paste entsteht. Hier brauchst du ein wenig Geduld. Es dauert etwas, bis sich die Fette lösen und eine gleichmäßig cremige Masse entsteht.

Hast du eine schöne Creme bekommen, füge die anderen Zutaten hinzu und mixe es nochmals gut durch.

Tipp:

Statt Haselnüsse, probiere doch auch mal Cashewkerne oder Mandeln.

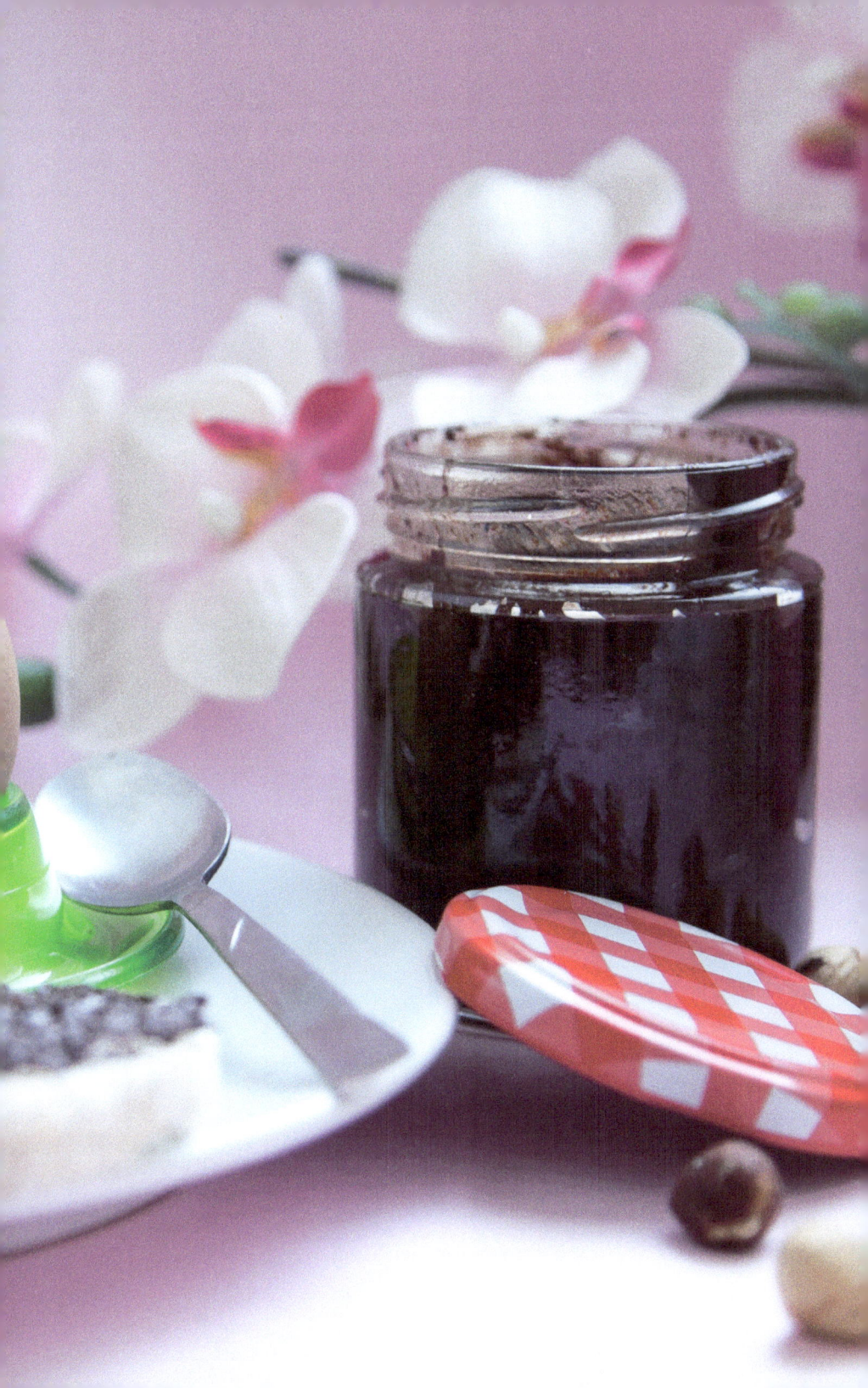

Kräutermischung

Du brauchst:

2 TL Salz
2 TL schwarzen Pfeffer
4 TL Zwiebelpulver
4 TL getrocknete Zwiebelflocken
4 EL Petersilie
3 TL Dill
2 TL getrockneten Schnittlauch
4 TL Knoblauchpulver

Zubereitung:

Diese Kräutermischung ist schnell selbst herzustellen und enthält, im Gegensatz zu manch fertigen Mischungen, keine unnötigen Zusatzstoffe wie Maltodextrin oder Zucker.

Alle Zutaten zusammen in ein verschließbares Glas geben und durchmischen.

Diese Mischung ist vielseitig verwendbar und kann nach eigenem Geschmack noch abgewandelt werden. Auf der nächsten Seite findest du ein Rezept für einen leckeren Hühnchensalat, wozu du diese Mischung benötigst.

Aber auch angerührt mit Öl und als Marinade für Fleisch, eignet sich diese Mischung hervorragend.

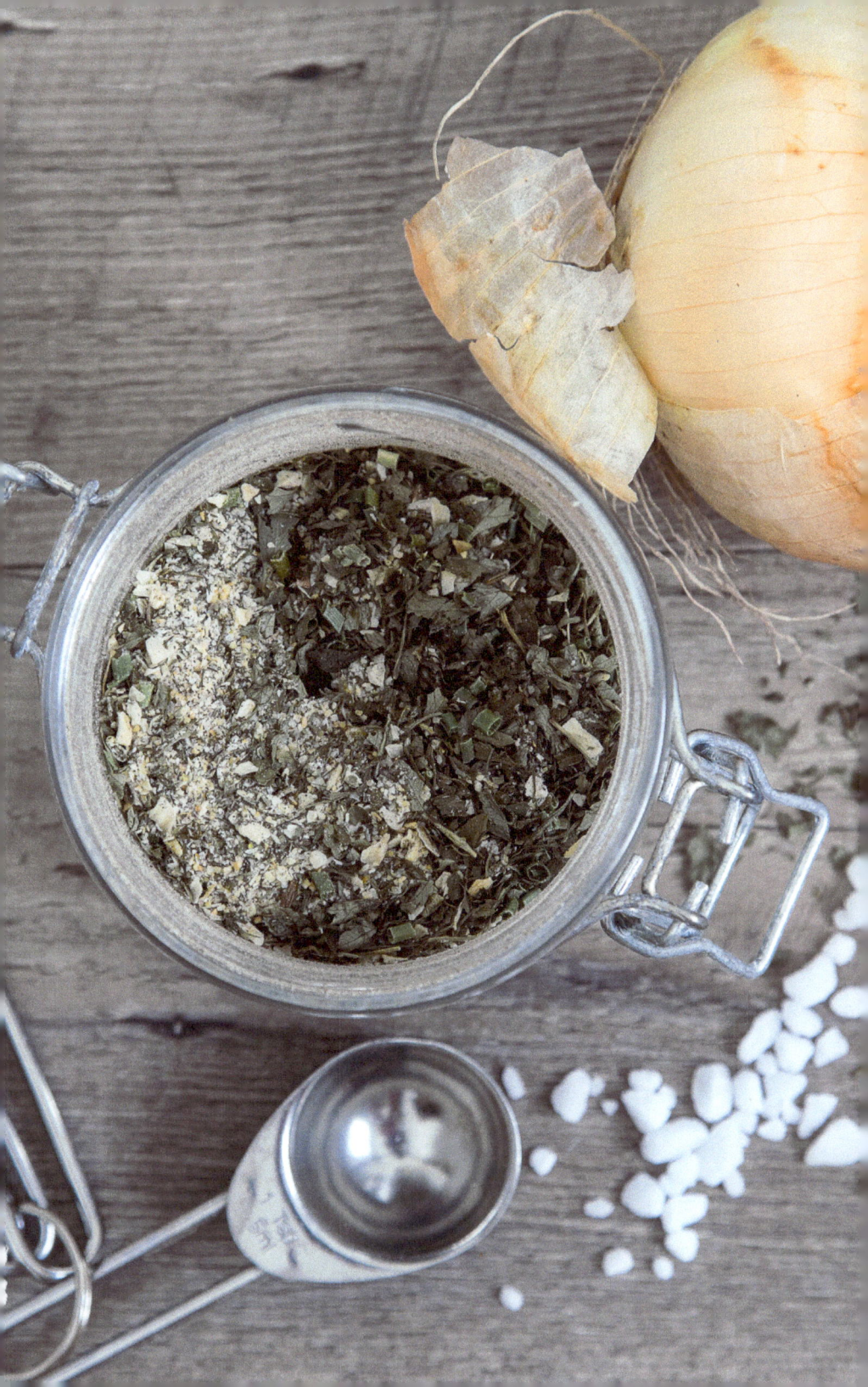

Hühnchensalat

Du brauchst:

500 g Hühnchenbrust
2 Stangen Sellerie, kleingeschnitten
1 rote oder gelbe Paprika
1 kleine Zwiebel
60 g Mayonnaise
70 g Joghurt
1 TL Kräutermischung (s. vorherige Seite)

Zubereitung:

Die Hühnchenbrust in einen Topf geben. Je nach Geschmack kann hier schon ein wenig Gemüse hinzugegeben werden. Zum Beispiel je eine Tomate, Zwiebel, Sellerie. Anschließend mit Wasser bedecken und etwa 1 Stunde auf niedriger Temperatur köcheln lassen. Das Fleisch aus dem Wasser nehmen und abkühlen lassen.

Dann das Fleisch in feine Streifen zupfen und zur Seite stellen.

Sellerie, Zwiebel und Paprika klein schneiden. Die Mayonnaise mit dem Joghurt und der Kräutermischung verrühren und alles zusammen zum Fleisch geben und gut vermengen.

Den Salat etwa eine Stunde ruhen lassen.

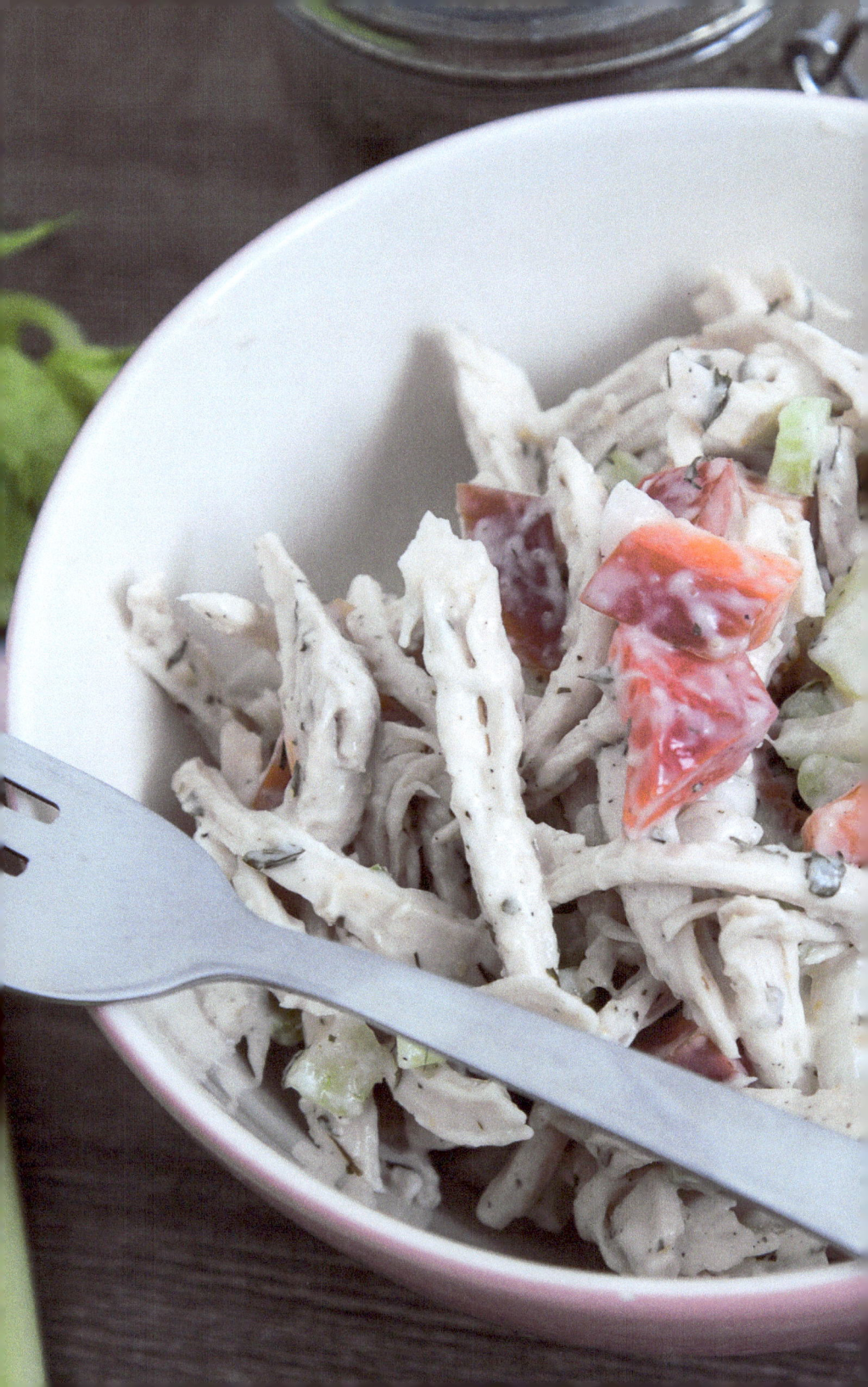

einfaches Gulasch

Du brauchst:

etwa 500 g Rindergulasch
etwa 500 g Zwiebeln
Butter
Salz und Pfeffer
Tomatenmark

Zubereitung:

Das Fleisch in etwas Butter scharf anbraten und zur Seite legen. Die Zwiebeln ebenfalls in etwas Butter auf kleinerer Hitze einkochen lassen, bis sie schön glasig sind. Lass sie ruhig noch ein wenig weiter köcheln, bis sie leicht braun werden. Nun kannst du das Fleisch wieder dazugeben und nochmals kurz durchrühren.

Ist alles gut angebraten, gebe so viel Wasser dazu, bis alles gut bedeckt ist und stelle den Herd auf eine kleine Stufe.

Einen Deckel auf den Topf geben und nun etwa 2-3 Stunden köcheln lassen. Zwischendurch ab und zu mal umrühren.

Anschließend kannst du mit Salz und Pfeffer würzen und nach Geschmack Tomatenmark dazugeben. Noch einmal umrühren und kurz köcheln lassen.

Tipp:

Das Gulasch schmeckt super pur, du kannst aber auch Nudeln oder Kartoffeln dazu servieren.

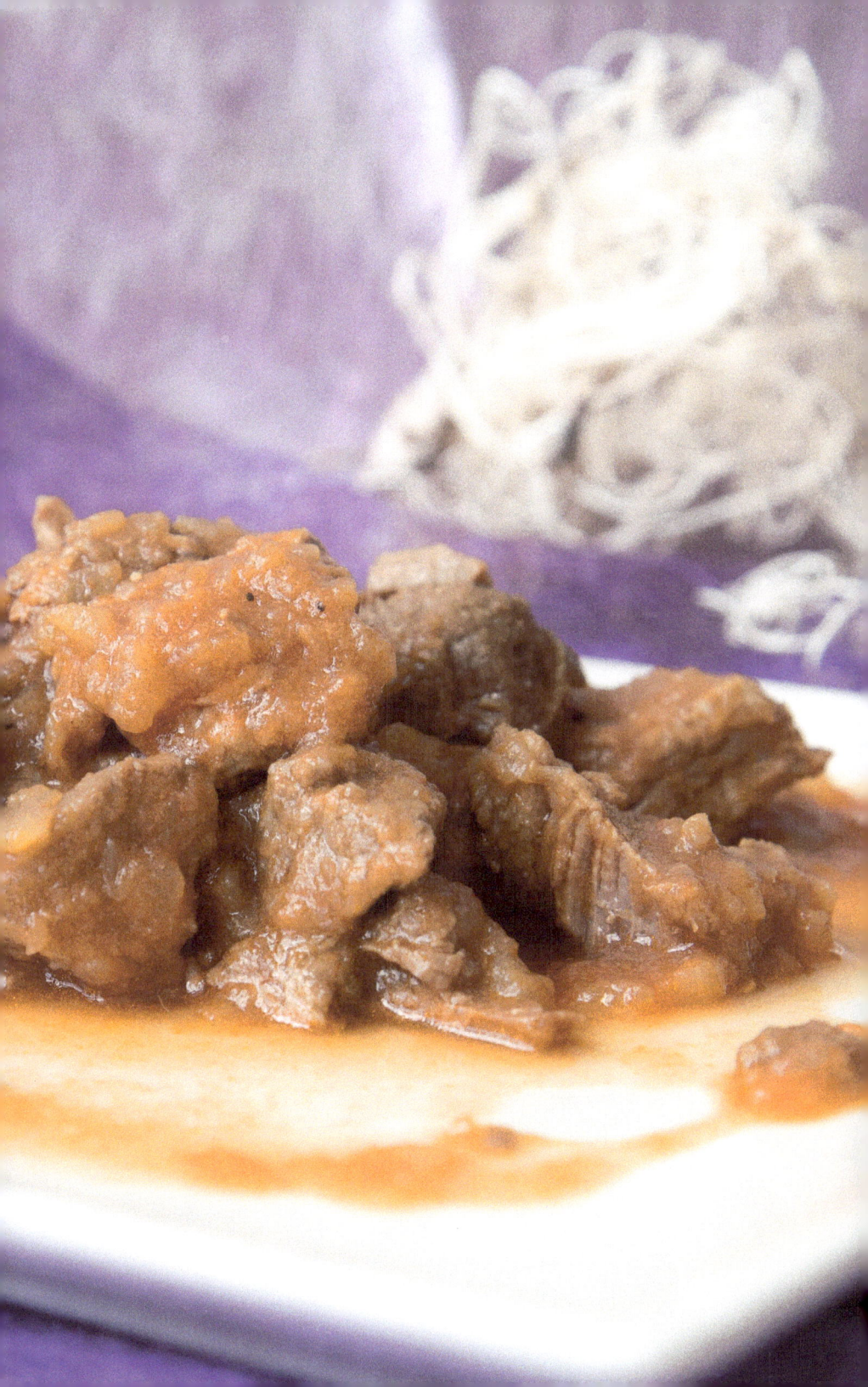

Bunter Salat mit Früchten

Du brauchst:

70 g Salat nach Wahl, zum Beispiel bunte Mischung aus Radicchio, Spinat und Eisbergsalat
4 Stangen Sellerie
1 Birne
100 g Ananas
2 Feigen

Für das Dressing:
1/2 Becher Joghurt
0,5 - 1 EL Kürbiskernöl oder Olivenöl
Salz, Pfeffer
20 g Walnusskerne
20 g Kürbiskerne

Zubereitung:

Die Ananas in kleine Stücke schneiden. Feigen und Birnen vierteln. Die Birnen in Spalten schneiden. Sellerie klein schneiden.

Den Salat mischen und auf zwei Tellern verteilen. Anschließend mit dem Obst garnieren.

Für das Dressing Joghurt und Öl vermischen, mit Salz und Pfeffer abschmecken und über den Salat geben. Mit Kürbiskernen und Walnüssen dekorieren.

Dieser Salat schmeckt durch seine Frische besonders gut an heißen Sommertagen. Natürlich kann man ihn auch an kälteren Tagen oder nur als Vorspeise genießen.

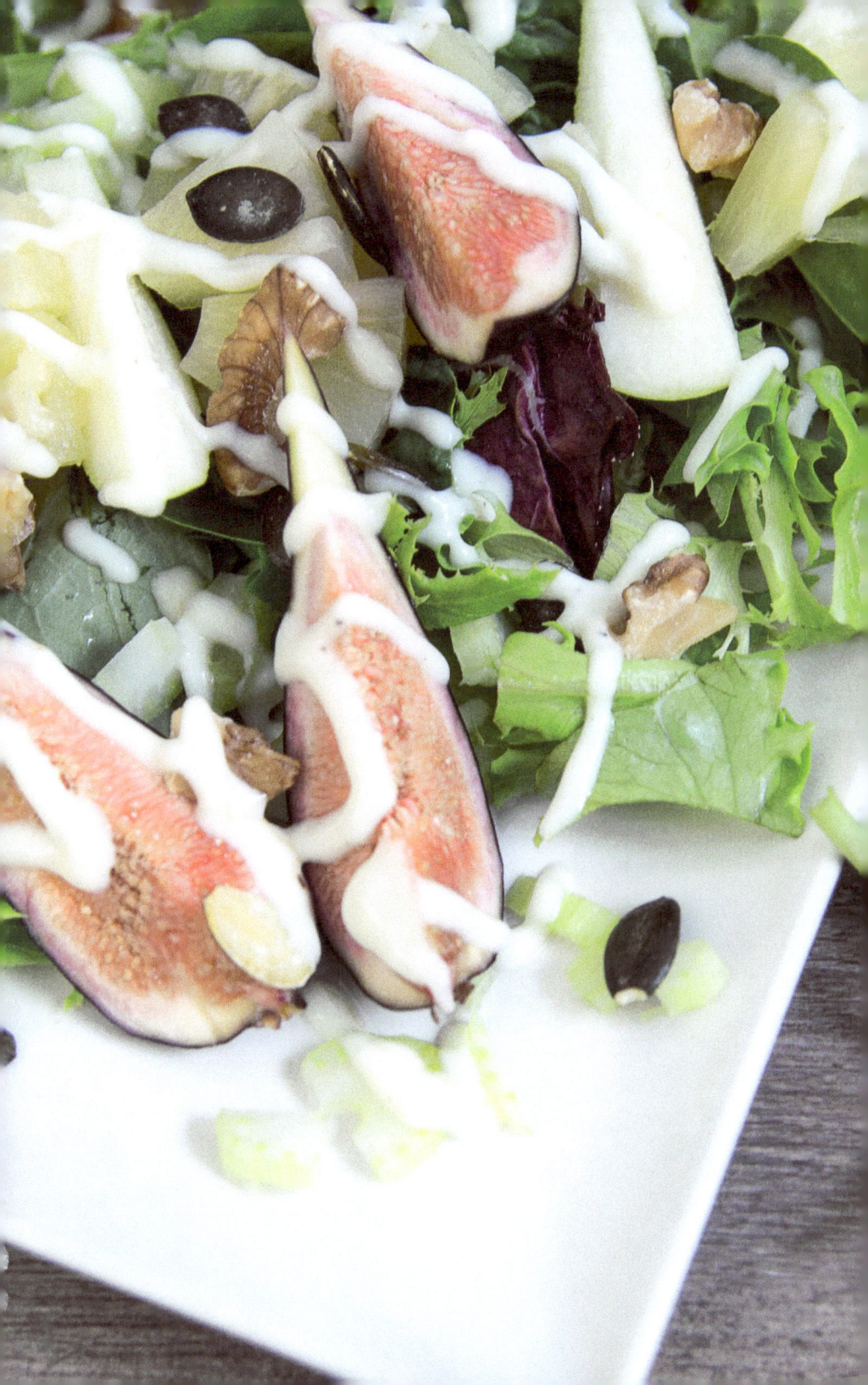

Guacamole

Du brauchst:

2 reife Avocados
1 Limette
1 kleine Zwiebel
2 Knoblauchzehen
4-5 Cocktailtomaten

Salz, Pfeffer
2 EL Joghurt
Petersilie oder Koriander
nach Geschmack Chili-Gewürz

Zubereitung:

Die Avocados der Länge nach halbieren und den Kern entfernen. Die Frucht in eine mittelgroße Schüssel geben und mit einer Gabel sanft zerdrücken. Die Limette halbieren und den Saft zu den Avocados geben, damit diese sich nicht braun färbt.

Zwiebel und Knoblauchzehen schälen und fein hacken und zu der Avocado Masse geben. Die Cocktailtomaten ebenfalls klein schneiden und dazugeben. Anschließend den Joghurt unterrühren und mit Salz und Pfeffer würzen. Wenn du es etwas schärfer magst, gebe noch etwas Chiligewürz hinzu. Alles gut verrühren und servieren.

Nach Geschmack Petersilie oder Koriander klein hacken und drüber streuen.

Tipp:

Eine Prise Zucker macht die Guacamole noch leckerer.

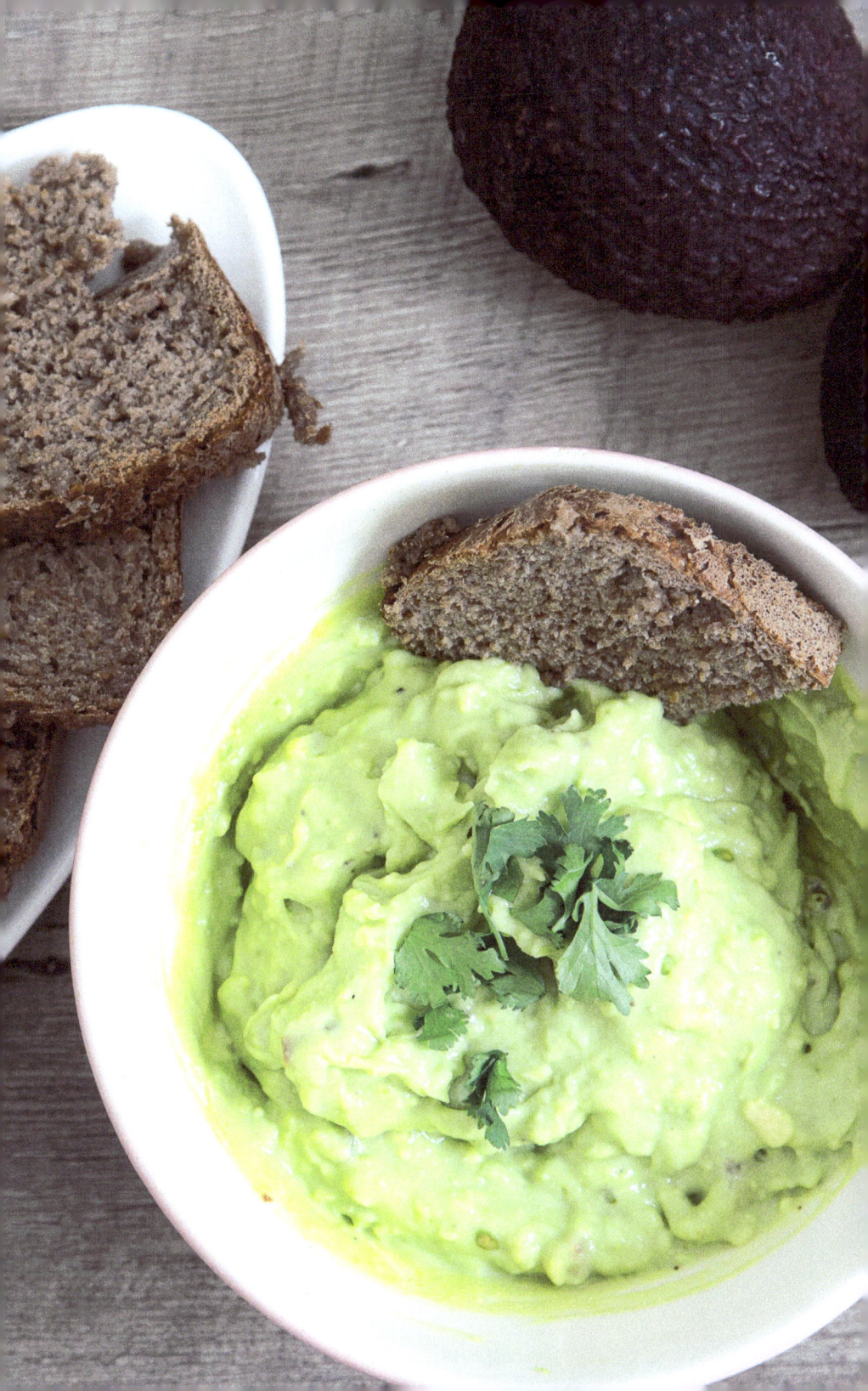

Gemüseburger mit Guacamole

Du brauchst:

1 Glas Kichererbsen
2 Frühlingszwiebeln
1 große Karotte
1 Knoblauchzehe
30 g Dinkel- oder Hafermehl

etwas Zitronensaft
zum Würzen: Salz, Pfeffer, Chilipulver, gemahlenen Kreuzkümmel, gemahlenen Koriander, frische Petersilie

Zubereitung:

Die Kichererbsen abtropfen lassen und etwas mit Wasser abspülen. Mit einem Pürierstab zu einem Brei mixen. Die Frühlingszwiebeln, Knoblauch und die Karotte klein raspeln oder schneiden. Anschließend diese zusammen mit dem Mehl, den Gewürzen und der Petersilie zu dem Kichererbsen Püree geben und gut durchmischen.

Mit etwas Wasser die Hände anfeuchten und aus dem Teig etwa 4 große Burger formen. Die Burger kannst du nun in etwas Öl von beiden Seiten goldbraun anbraten. Der Burger auf dem Bild besteht aus einem normalen Burger Brötchen. Stattdessen kannst du aber auch ein Vollkornbrötchen oder Ähnliches nehmen.

Dazu noch eine Scheibe Käse, Rucola und Feldsalat und etwas Ketchup. Röstzwiebeln dürfen auch nicht fehlen und wer mag, kann noch Tomaten- und Gurkenscheiben dazugeben. Super lecker ist auch eine Guacamole dazu, am besten selbstgemacht.

Fertig ist der richtig leckere Gemüseburger!

Tipp:

Probiere unbedingt mal Ziegenkäse dazu aus, das ist unglaublich lecker!

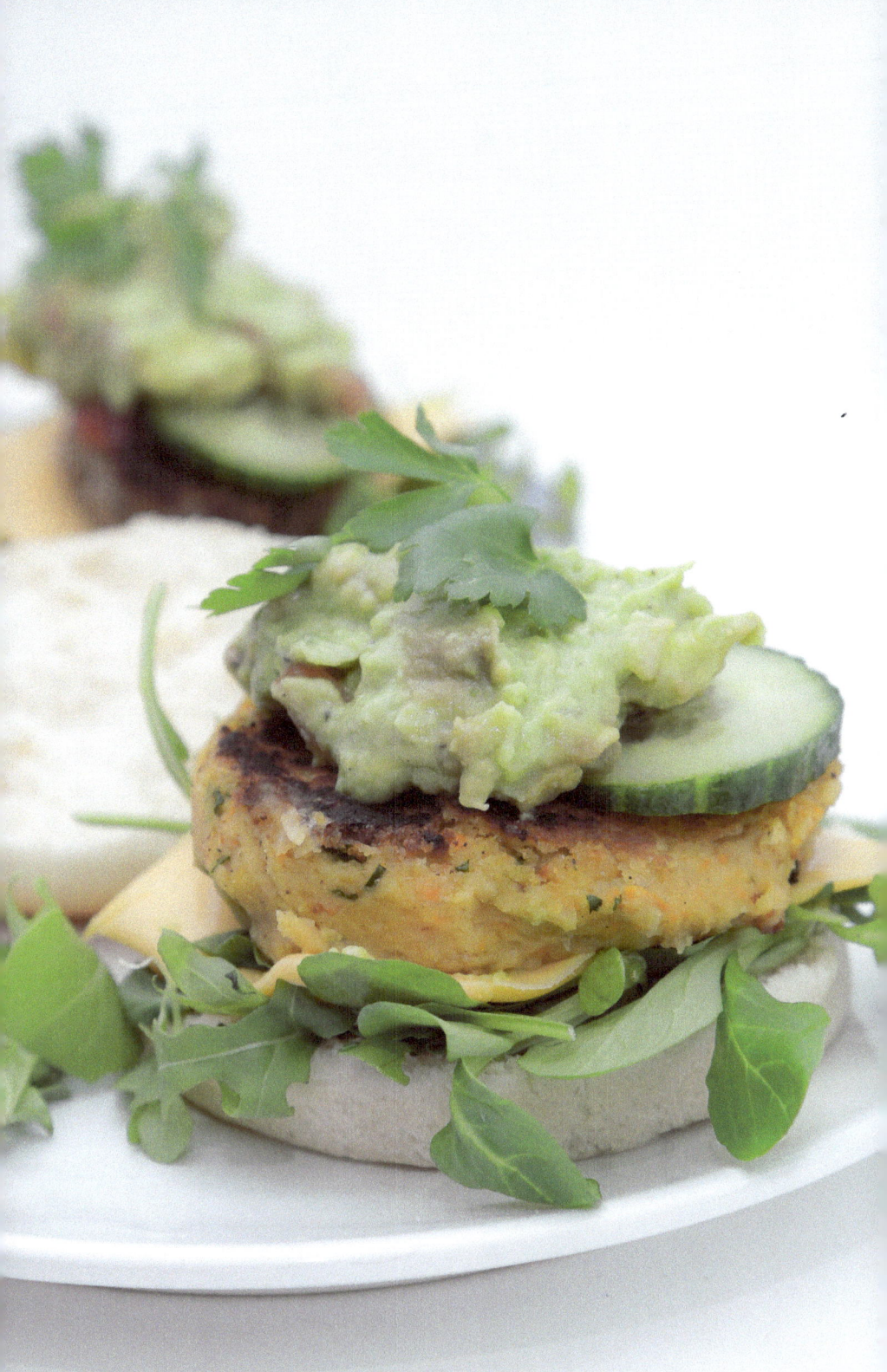

leckeres Hummus

Du brauchst:

150 g Kichererbsen
(getrocknet oder aus dem Glas)
1-2 Knoblauchzehen, je nach Geschmack
2 EL Tahin (Sesam Mus)
2 EL Zitronensaft
3 EL Olivenöl
2 EL Wasser

Salz
etwas Cumin (Kreuzkümmel)
evtl. etwas Petersilie

Zubereitung:

Die getrockneten Kichererbsen müssen, am besten über Nacht ,etwa 12 Stunden in reichlich Wasser quellen. Am nächsten Tag das Wasser wegschütten und die Kichererbsen etwa eine Stunde kochen.

Wenn die Kichererbsen abgekühlt sind, kannst du sie so verwenden oder aber vorher von der Schale befreien.

Wenn du dich für die Kichererbsen aus dem Glas entscheidest, kannst du diese kurz abspülen und ebenfalls schälen oder direkt verwenden.

Danach alle Zutaten zusammen in den Mixer geben und ein paar Minuten pürieren, bis die Masse schön cremig ist.

Schon ist das Hummus fertig und bereit zum Genießen.

Tipp:

Kichererbsen schälen, damit das Hummus noch cremiger wird.

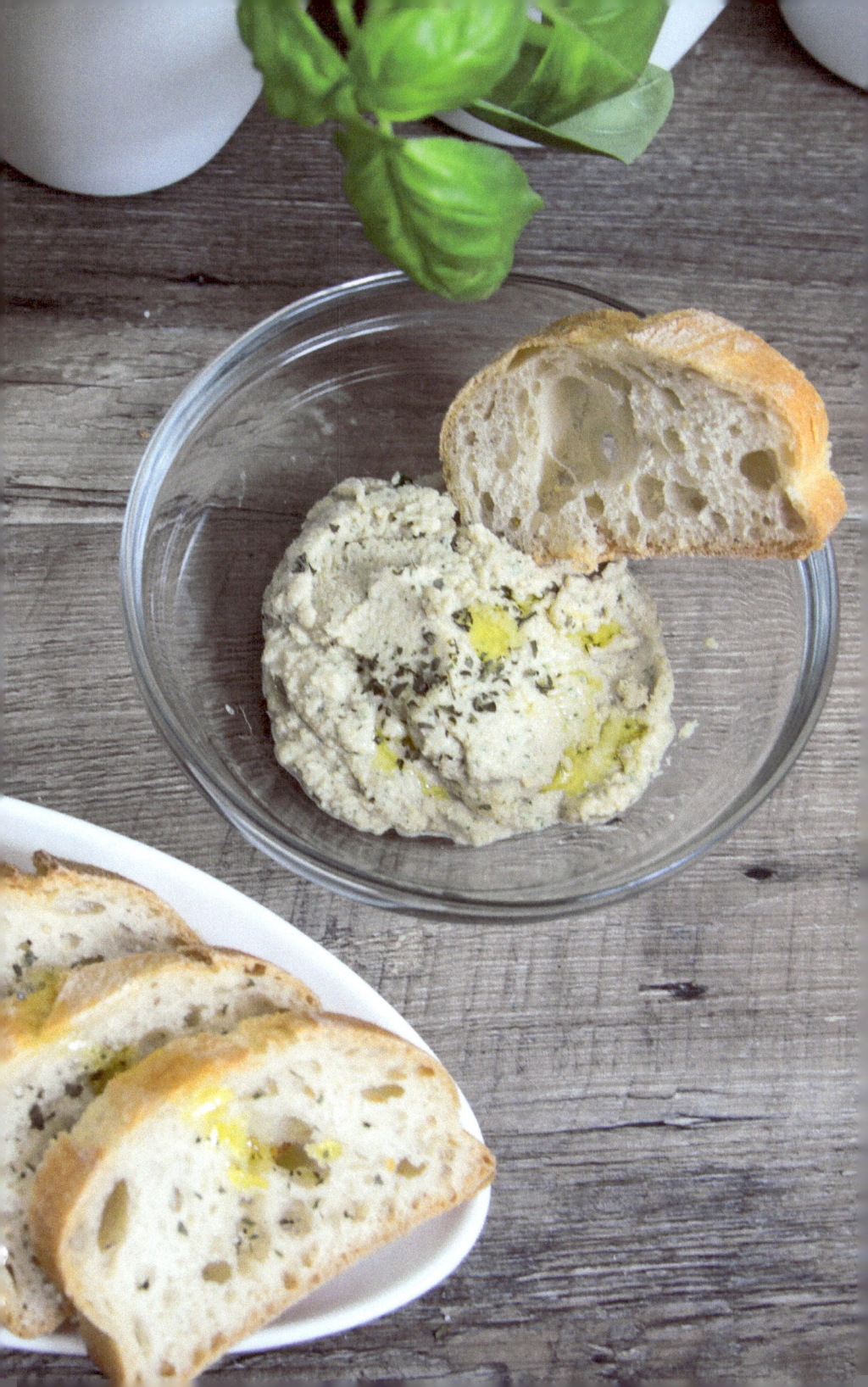

Bandnudeln mit Lachs

Du brauchst:

Frische Bandnudeln
etwa 250g frischer oder tiefgekühlter
Lachs
60 g getrocknete Tomaten
1 kleine Zwiebel
3-4 EL saure Sahne

Olivenöl
Dill
Salz, Pfeffer
Zitronensaft

Zubereitung:

Die Zwiebel fein hacken und mit etwas Olivenöl in einer Pfanne glasig dünsten. Den Lachs in Streifen schneiden und zu den Zwiebeln geben. Die getrockneten Tomaten ebenfalls kleinschneiden und dazu geben.

Saure Sahne zum Lachs geben und mit Salz, Pfeffer, Zitronensaft und Dill abschmecken. Den Herd auf eine niedrige Temperatur stellen und langsam weiterköcheln lassen, bis eine cremige Soße entsteht.

Die Bandnudeln nach Packungsanleitung zubereiten und mit dem Lachs anrichten.

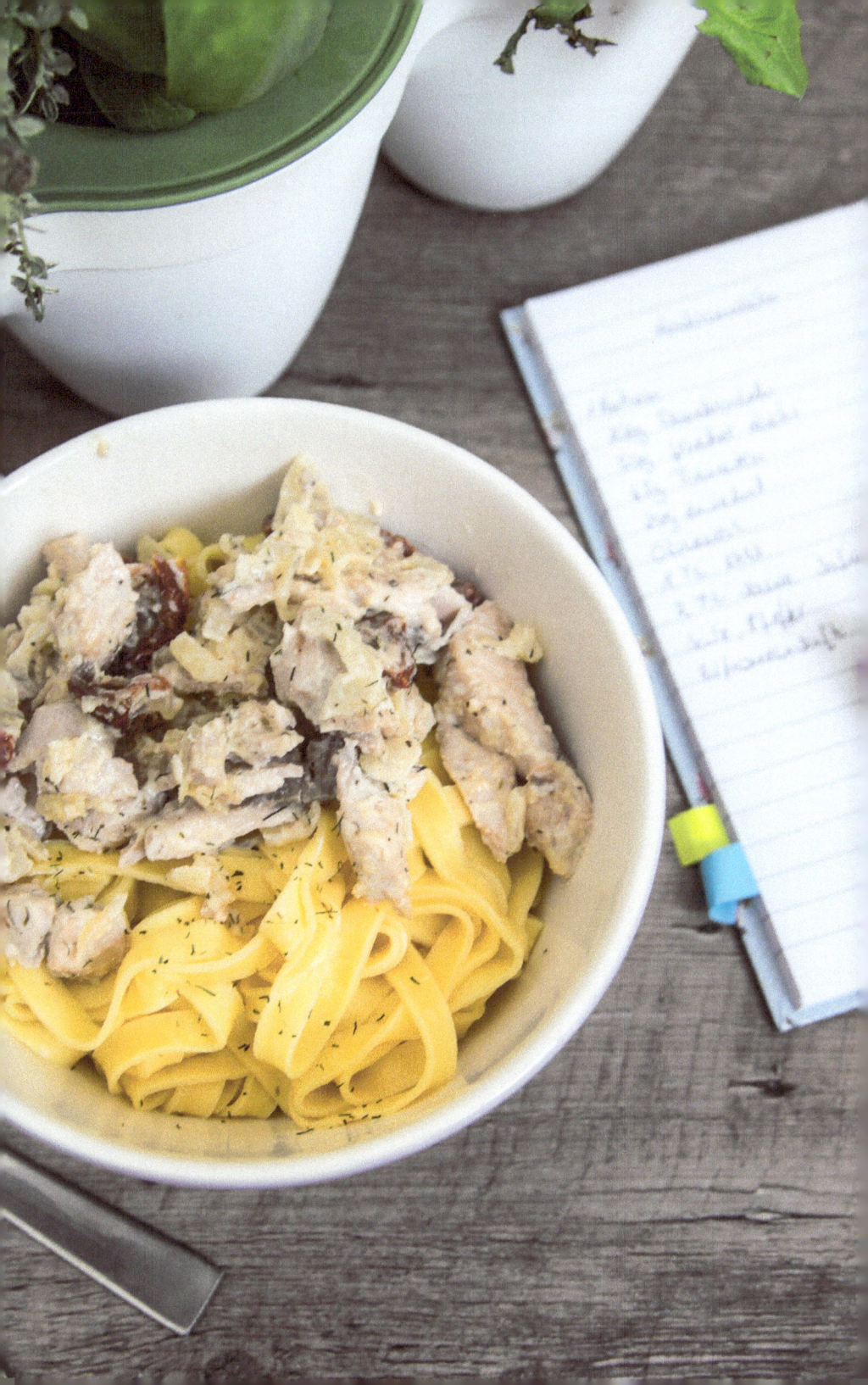

Kartoffelpuffer mit Apfelmus

Du brauchst:

600 g Kartoffeln (festkochend)
1/2 kleine Zwiebel
1 Streifen Bacon
1 Ei
2-3 Äpfel
Salz, Pfeffer
nach Bedarf Zucker/ Süßstoff

Zubereitung:

Die Kartoffeln schälen und abwaschen. Anschließend mit einer Reibe oder einer Küchenmaschine fein reiben.

Die geriebenen Kartoffeln gut auspressen, so dass nur noch wenig Flüssigkeit übrig bleibt. Den Bacon in kleine Würfel schneiden und mit der Kartoffelmasse und dem Ei vermengen. Mit Salz und Pfeffer würzen.

Die Pfanne heiß werden lassen und in etwas Öl kleine Puffer braten. Dazu einen gut gehäuften Esslöffel der Masse entnehmen und in die Pfanne legen.

In der Zwischenzeit die Äpfel schälen und in Stücke schneiden. Mit etwas Wasser und je nach Bedarf etwas Zucker oder Süßstoff in einem Topf köcheln lassen, bis sie weich sind. Danach die Äpfel mit einem Pürierstab zu Apfelmus pürieren oder mit einer Gabel oder einem Stampfer klein drücken.

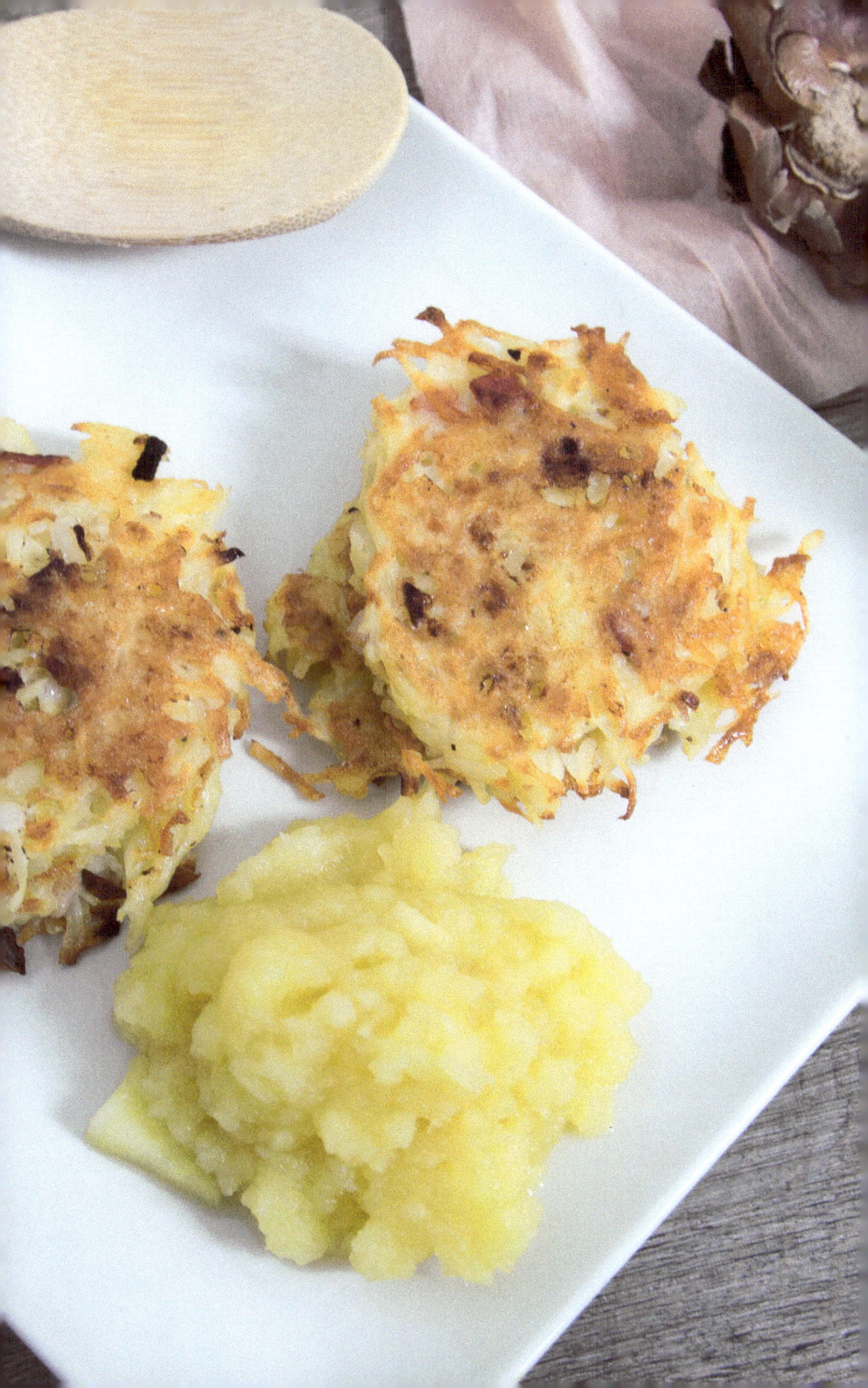

Datteln im Speckmantel mit Salat

Du brauchst:

8 Datteln, ohne Stein
8 Streifen Bacon

Für den Salat:
60 g gemischter Salat
1 rote Paprika
4 Champignons
Salatgurke
Handvoll Radieschen Sprossen
Salz, Pfeffer
Olivenöl, Apfelessig

Zubereitung:

Für den Salat die Paprika, Champignons und Salatgurke kleinschneiden. Nach eigenem Geschmack kannst du auch anderes Gemüse nehmen. Den gemischten Salat auf zwei Teller aufteilen und das kleingeschnittene Gemüse darauf verteilen.

Nun mit Radieschen Sprossen oder anderen Sprossen dekorieren. Mit Salz und Pfeffer würzen und mit etwas Apfelessig und Olivenöl beträufeln.

Die entsteinten Datteln in jeweils einen Streifen Bacon einrollen und in einer heißen Pfanne anbraten, bis der Bacon sich zusammenzieht.

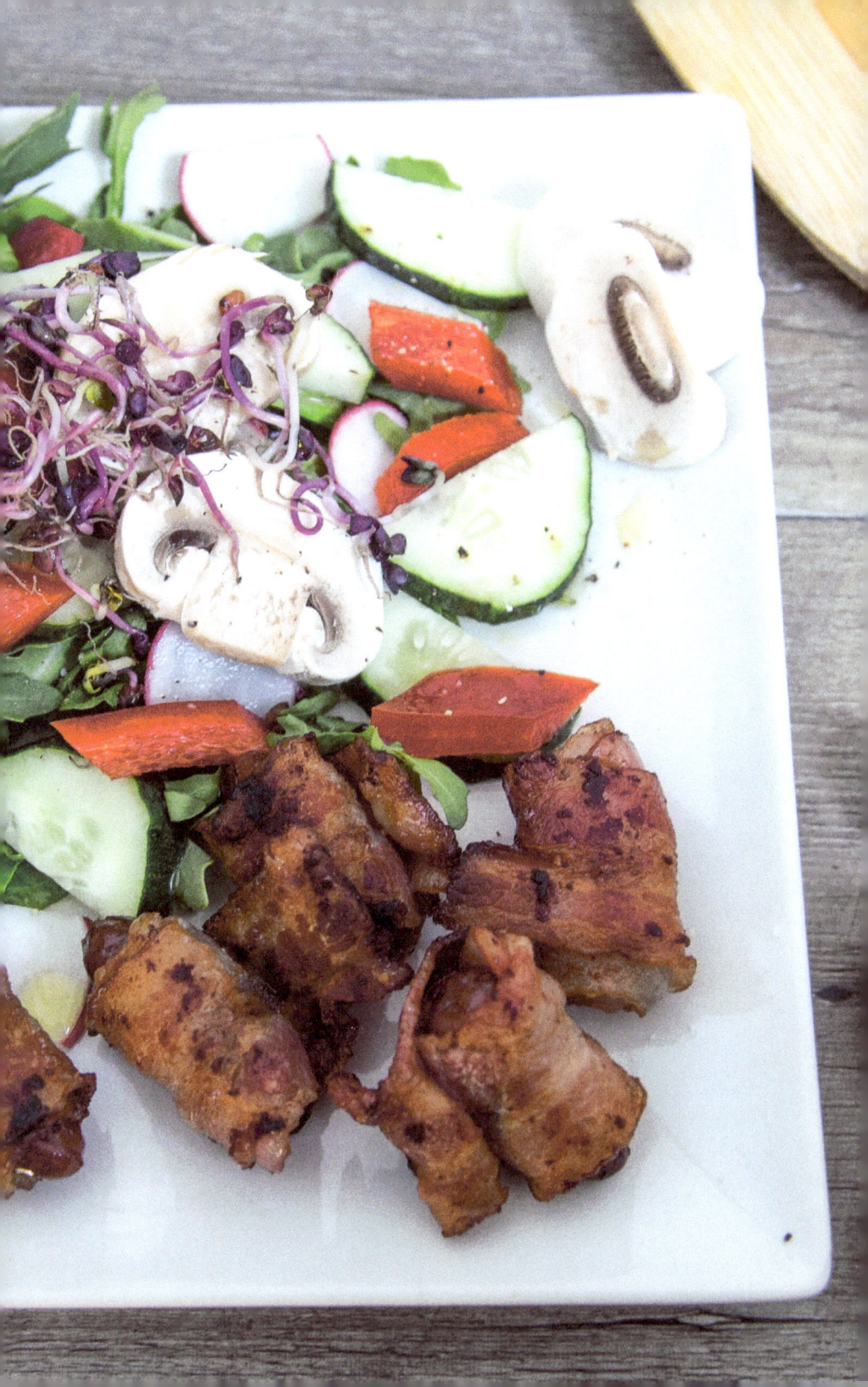

vegane Powerbällchen

Du brauchst:

1/2 Tasse gemahlene Mandeln
1/2 Tasse gemahlene Cashewkerne
1/2 Tasse gehackte Cranberrys
1/2 Tasse gehackte Datteln
etwas Vanillepulver

Zubereitung:

Die Mandeln und Cashewkerne in einem Mixer zu Mehl mahlen, sofern man kein fertiges Mehl hat.

Alle Zutaten zusammen in eine Schüssel geben und mit etwas Wasser soweit vermischen und kneten, bis man daraus kleine, leckere Bällchen machen kann.

Diese kleinen Snacks können sofort verzehrt werden.

Tipp:

Nüsse und Trockenobst haben es kalorienmäßig in sich. Lieber sparsam genießen.

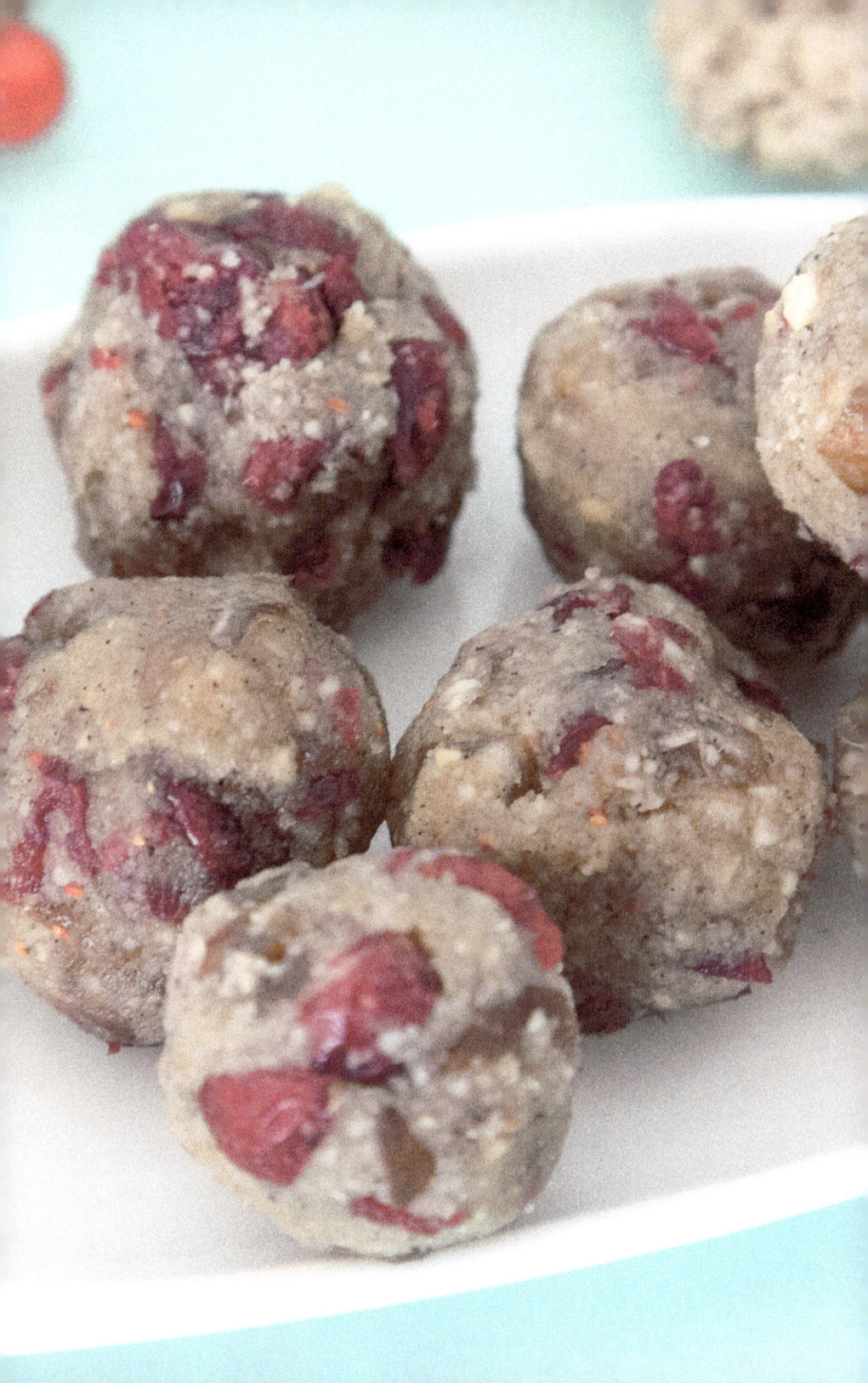

Rote Beete Chips

Du brauchst:

ca. 2-3 größere Knollen Rote Beete
Meersalz
1 TL Olivenöl

Zubereitung:

Den Ofen auf etwa 150 Grad vorheizen.

Gekochte Knollen gut abtropfen lassen und mit einem Küchentuch abtupfen. Mit einem Gemüsehobel in gleichmäßige Scheiben schneiden. Anschließend noch einmal gut abtupfen.

Frische Knollen schälen und ebenfalls in Scheiben schneiden. Wenn du keinen Gemüsehobel hast, kannst du auch mit einem Messer gleichmäßig dünne Scheiben schneiden.

Die geschnittenen Scheiben mit dem Olivenöl gut vermengen und auf einem mit Backpapier ausgelegten Backblech legen.

Die Chips brauchen ca. 35 Minuten. Bei frischer Rote Beete dauert es länger, bis die Flüssigkeit entzogen ist. Rechne hier eher mit 50 Minuten.

Fertig sind sie, wenn keine Flüssigkeit mehr vorhanden ist und die Ränder dunkel werden. Die Chips auf ein Holzbrett oder Teller verteilen und mit Meersalz bestreuen. Wenn die Chips abgekühlt sind, werden sie erst richtig knusprig.

Tipp:

Am besten die Rote Beete mit Lebensmittelhandschuhen anfassen, da sie sonst die Hände rötlich verfärbt.

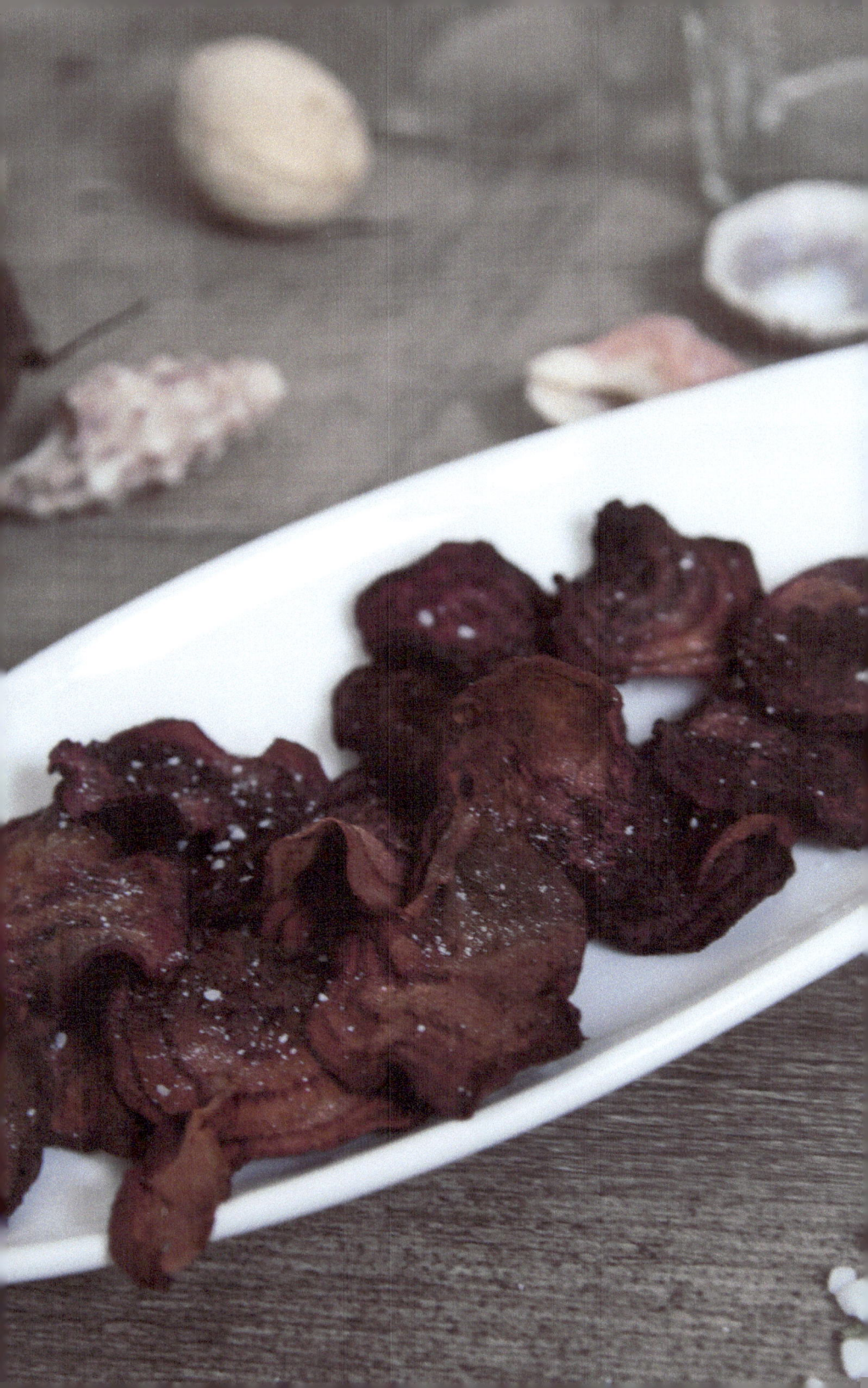

Zitronen Quark Riegel

für ein kleines Blech (26 cm x 18 cm)

Du brauchst:

240 g Magerquark

4 EL Honig

5 EL Kokosöl

2 TL Zitronensaft

Schale einer Zitrone

Für den Boden:

1 Packung Kekse

1-2 EL Kokosöl

evtl. Wasser

Zubereitung:

Für den Boden zerkleinere die Kekse und mische Kokosöl, sowie nach Bedarf etwas Wasser dazu, sodass die Masse leicht knetbar wird. Wie viele Kekse du genau benötigst, hängt von der Größe der Kekse und deiner Backform ab.

Deine Form oder Blech mit Backpapier auslegen und die Keksmasse gleichmäßig auf den Boden drücken.

Das Kokosöl schmelzen und abkühlen lassen. Die restlichen Zutaten vermischen und das abgekühlte, jedoch noch flüssige Kokosöl dazugeben. Nun die Quarkmasse auf dem Boden verteilen und für etwa 3-4 Stunden im Tiefkühlfach härten lassen.

Vor dem Servieren etwa 5-10 Minuten antauen lassen.

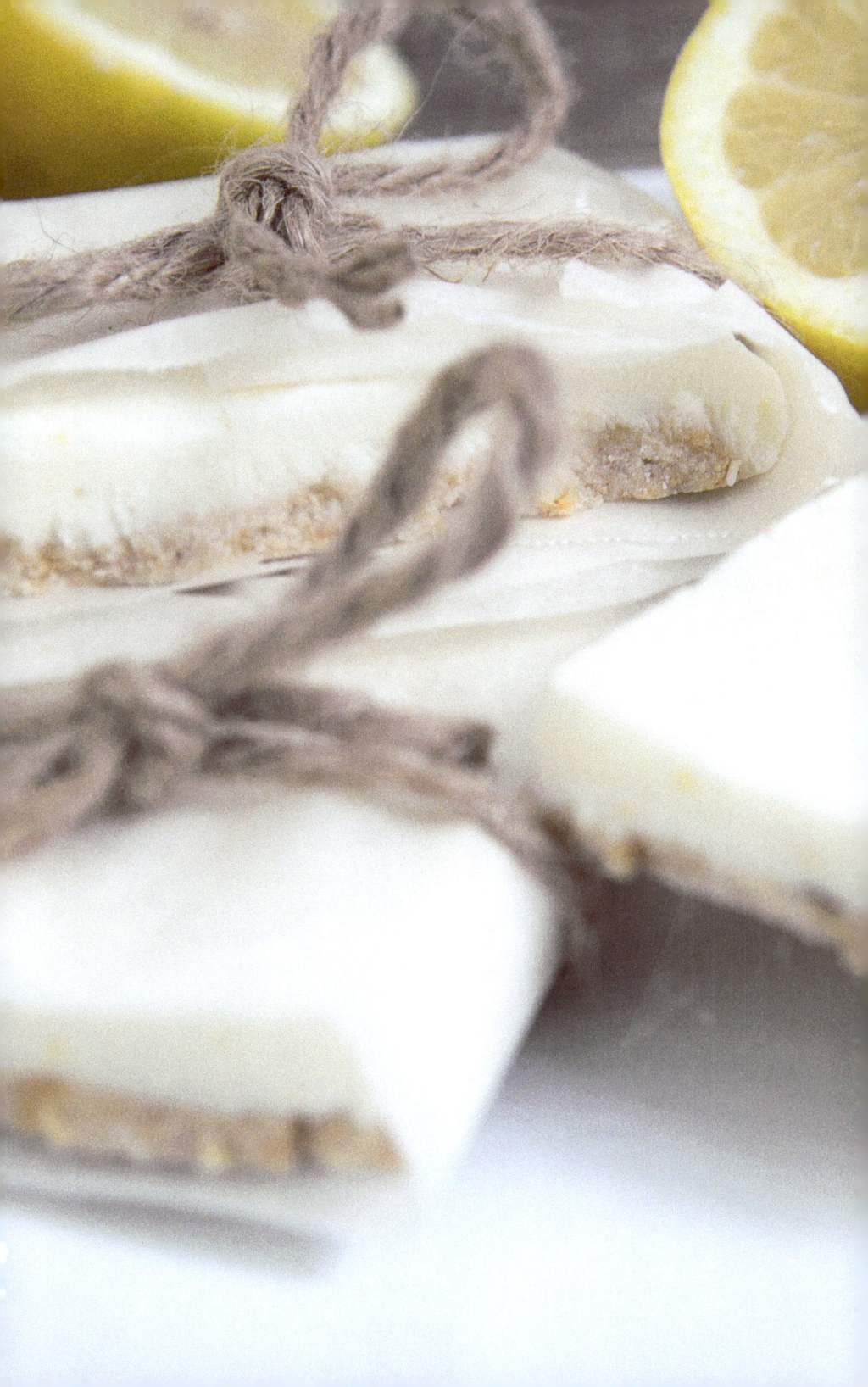

Kirsch Quarkcreme mit Oreos

Du brauchst:

200 g Kirschen
200 g Magerquark
50 g Mascarpone
Vanillepulver oder Vanillemark
1 EL Honig
Saft einer halben Limette

6 Kekse (Oreo)
Minze zum Garnieren
2 Kekse (Oreo) zum Garnieren

Für den Boden:
4-6 Kekse (Butterkekse)
1 EL Kokosöl
Wasser

Zubereitung:

Die Kirschen waschen, halbieren und die Steine entfernen.

Für den Boden die Kekse klein krümeln und mit Kokosöl und etwas Wasser nach Bedarf vermengen. Die Masse anschließend in einem Glas oder einer Schüssel, in der serviert werden soll, auf den Boden drücken. Der Boden kann auch weggelassen werden, wenn an Kalorien gespart werden soll.

Den Quark und die Mascarpone mit dem Vanillepulver und dem Saft der halben Limette vermischen. Wem es nicht süß genug ist, kann mit etwas Honig nachsüßen. Die Oreos (oder andere Kekse deiner Wahl) ebenfalls vorsichtig zerkrümeln, sodass noch größere Stücke dabei sind.

In dem Gefäß nun etwas Quarkmischung geben. Obendrauf ein paar Kekse und danach mit Kirschen belegen. Den Vorgang wiederholen. Mit etwas frischer Minze dekorieren.

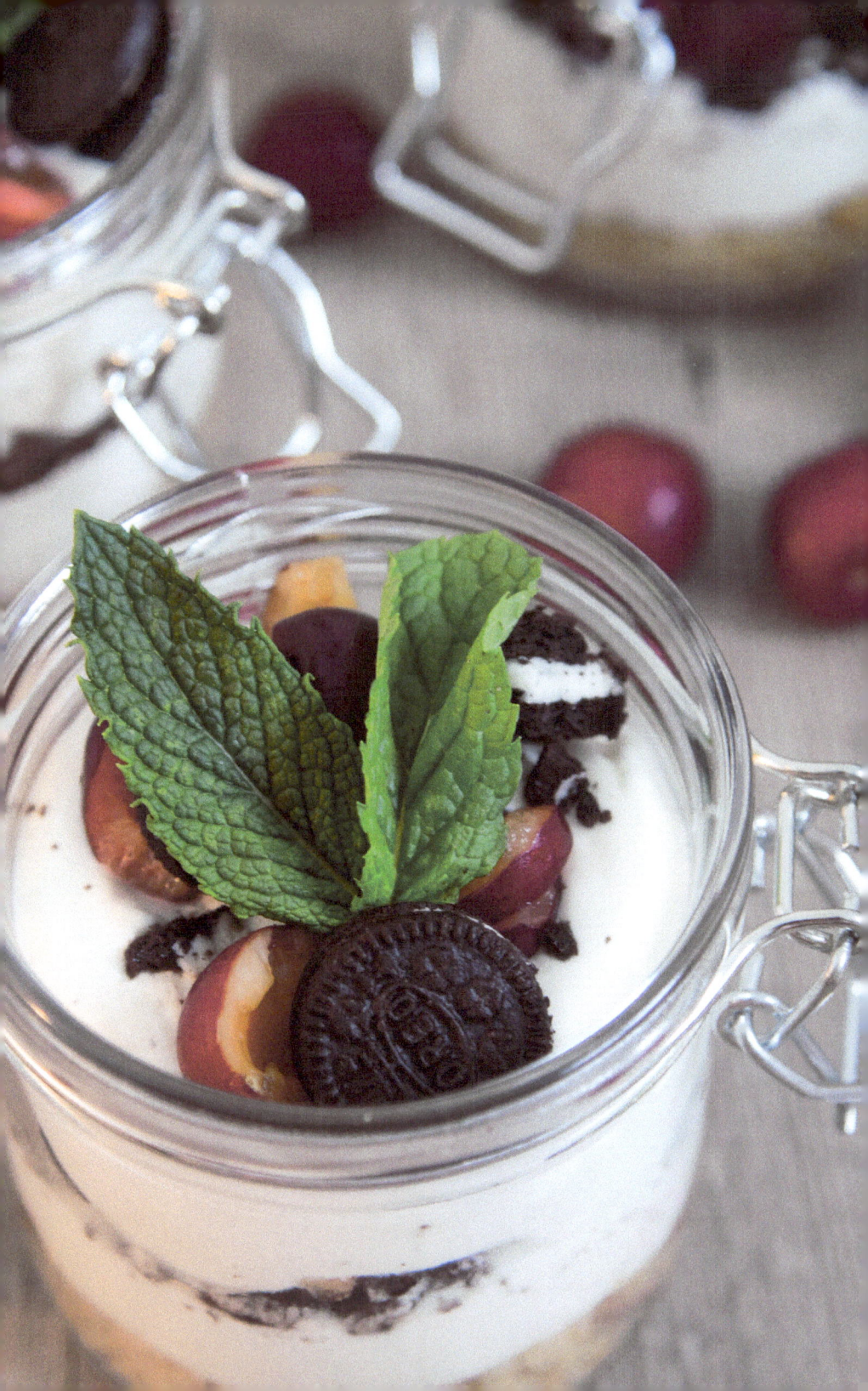

goldene Milch

Du brauchst:

¼ Tasse Kurkumapulver
½ Tasse Wasser
etwa 1 TL schwarzer Pfeffer
eine Tasse Milch deiner Wahl

Zubereitung:

Die Kurkumapaste: Die Zutaten zusammen in einem Topf erhitzen, dabei ständig mit einem Holzlöffel rühren, bis das Wasser verdampft und eine Paste entsteht.

Diese nun in ein Glasgefäß geben und in den Kühlschrank stellen. Die Paste hält sich etwa 2-3 Wochen. Achte allgemein darauf, dass die Paste nicht zu fest oder zu flüssig wird.

Wie wird daraus jetzt goldene Milch?

Du nimmst etwa 1 TL der Paste und kochst diese mit Milch auf. Lass die Milch gut aufkochen und rühre dabei immer mal wieder um, damit sich die Paste lösen kann. Am besten eignet sich hier pflanzliche Milch, aber auch mit Kuhmilch kann sie getrunken werden.

Anschließend fügst du noch etwa ½ TL eines nativen Öls, zum Beispiel Kokosöl, dazu. Wenn du magst, kannst du die Milch noch mit Honig oder Ähnlichem süßen.

Das Öl am besten erst nach dem Aufkochen dazugeben.

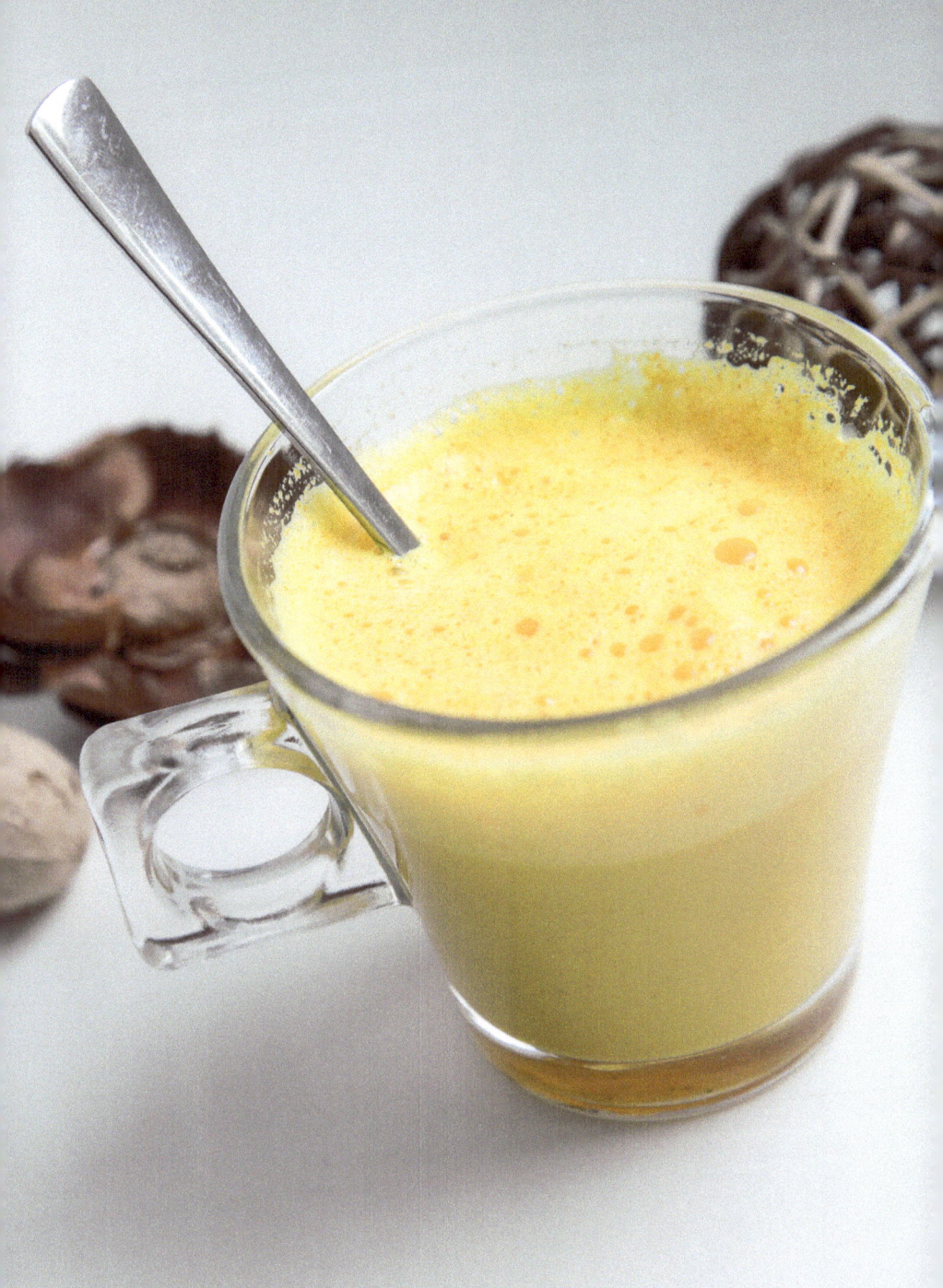

Müsliriegel mit Joghurt

Du brauchst:

150 g Haferflocken

40 g Cornflakes

20 g Cashewkerne

30 g getrocknete Cranberrys

15 g Pistazien

30 g Vanille Proteinpulver

22 g Kokosflocken

etwas Vanillepulver

1 EL Honig

1 EL Kokosöl

1 TL Kokosblütenzucker

2 Eier

ca. 1/2 Becher Naturjoghurt

Zubereitung:

Honig, Kokosöl und den Kokosblütenzucker leicht erwärmen, bis alles flüssig ist. Wer keinen Kokosblütenzucker hat, kann auch normalen Zucker oder andere Süßungsmittel verwenden.

Die getrockneten Cranberrys und die Nüsse klein hacken und mit den restlichen Zutaten in einer großen Schüssel vermischen. Anschließend die Honigmasse und die beiden Eier dazugeben und nochmals gut verrühren.

Auf einem kleinen Backblech (ca. 30 cm) Backpapier legen und etwa die Hälfte der Masse darauf verteilen und andrücken. Auf diese den Joghurt verteilen und die restliche Müslimasse dazugeben. Wieder gut andrücken und bei etwa 175° Grad ca. 15 - 20 Minuten im Backofen knusprig werden lassen.

Wenn alles gut gebräunt ist, kann das Müsli aus dem Ofen genommen werden.

Etwas abkühlen lassen und in kleine Stücke schneiden.

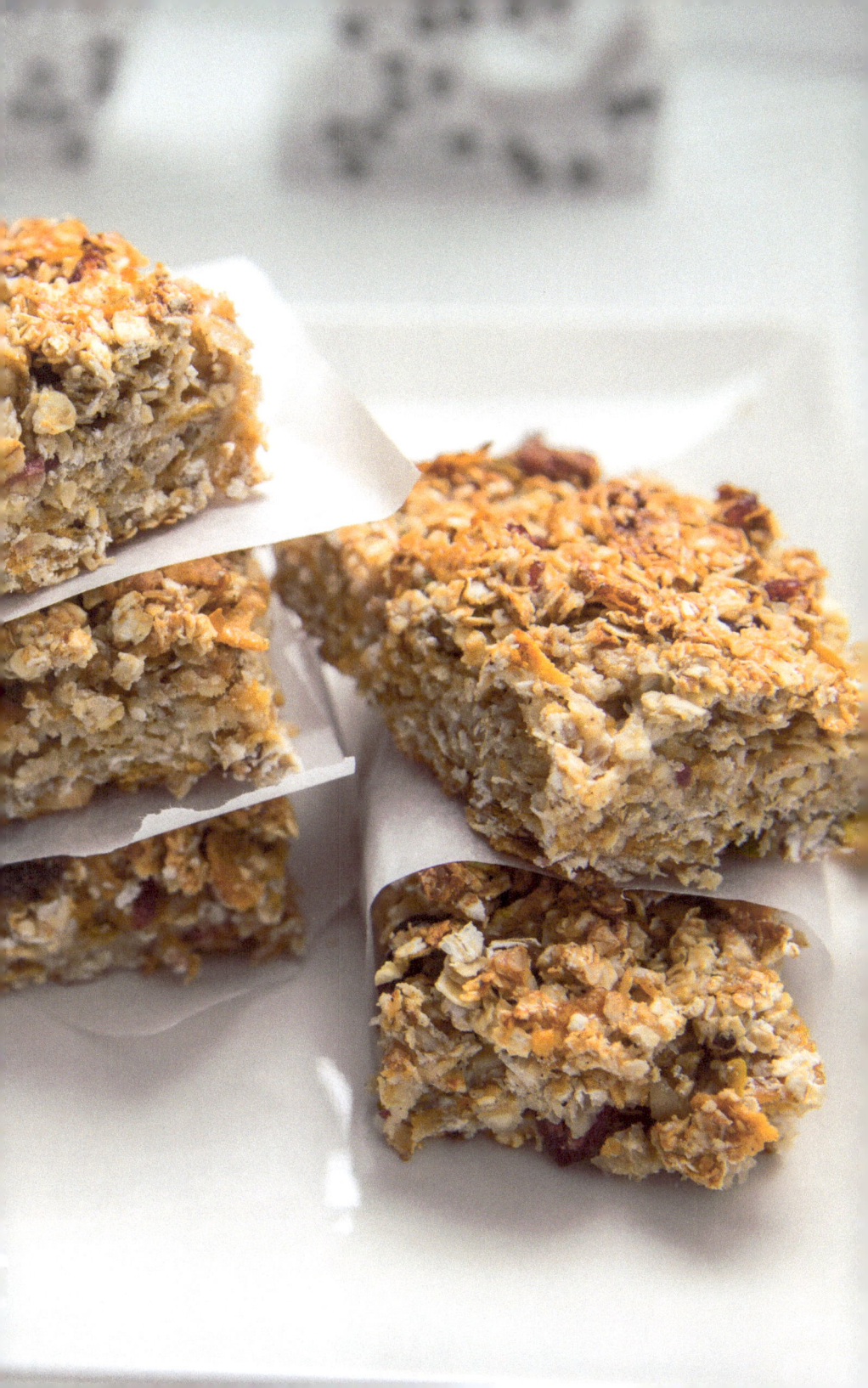

Erdbeer Quark Schnitten

für ein kleines Blech (26 cm x 18 cm)

Du brauchst:

2 Eier
50 g Proteinpulver nach Wahl
Messerspitze Backpulver
einen Schuss Milch

Für die Füllung:
250 g festen Magerquark (20% Fett)
125 g Erdbeeren
2-4 Blätter Basilikum

Zubereitung:

Die Eier trennen und das Eiweiß steif schlagen. Das Eigelb mit 50 g Proteinpulver (z.B. Vanille oder Latte Macchiato Geschmack), dem Backpulver und mit einem guten Schuss Milch (soviel, dass man gut rühren kann) vermengen. Wenn du es süßer magst, kannst du etwas Honig dazugeben.

Den Eischnee untermischen. Die Masse auf ein mit Backpapier ausgelegtes Backblech geben und bei 175 Grad etwa 10 Minuten backen. Aus dem Ofen nehmen und leicht abkühlen lassen.

Für die Füllung die Erdbeeren kleinschneiden, das Basilikum kleinhacken und mit dem Magerquark vermischen.

Den Boden teilen, sodass du zwei große Stücke hast und die Quarkmischung auf einen Teil streichen. Mit dem anderen Boden belegen. Für zwei Stunden in den Kühlschrank stellen und erst dann in kleinere Portionen schneiden.

Tipp:

Du kannst den Boden mit dem Quark auch einrollen um Biskuit Röllchen zu erhalten.

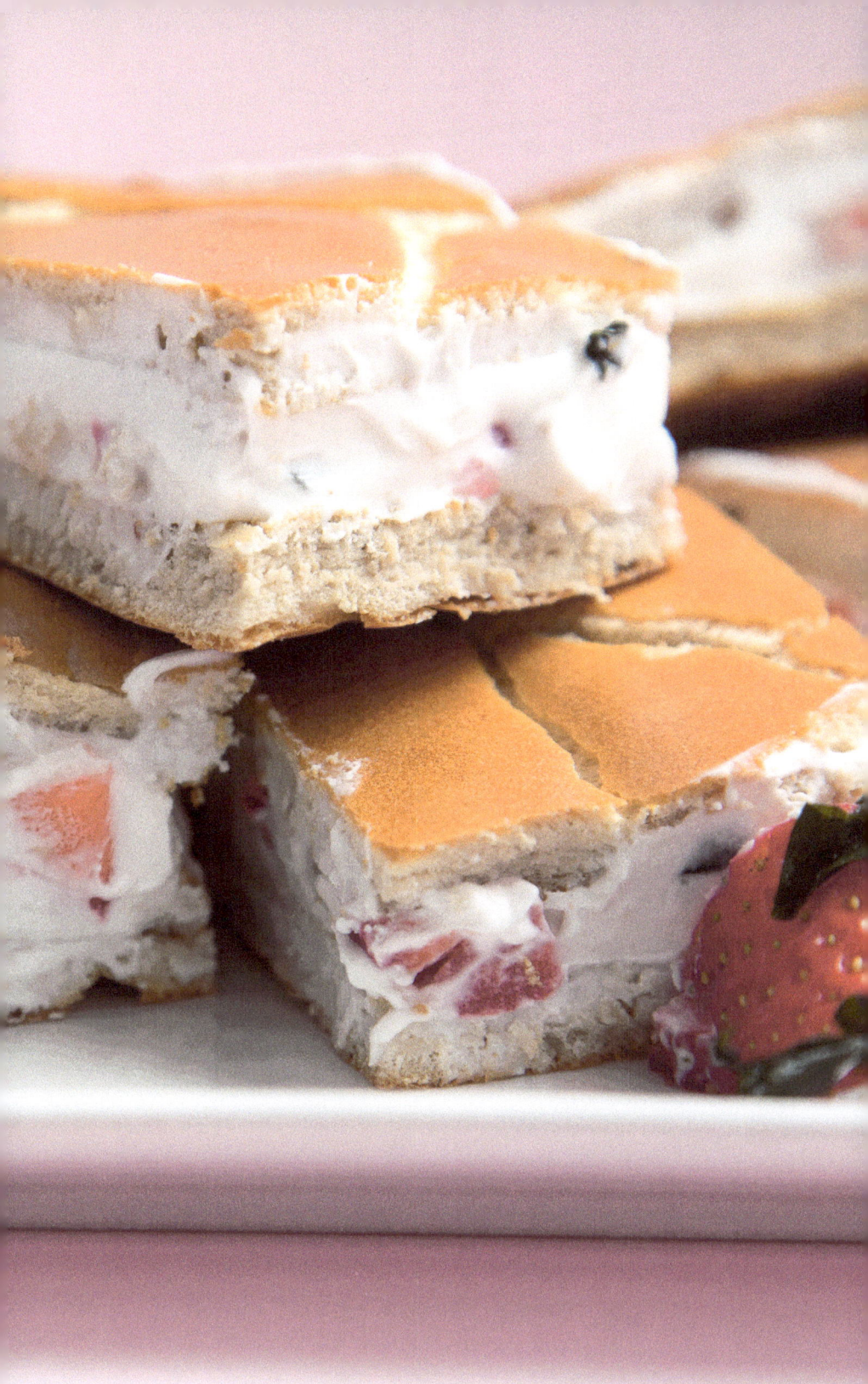